LE Dr DUPONT
DE LA FACULTÉ DE PARIS

LA PHTISIE PULMONAIRE ET LA BRONCHITE CHRONIQUE

6e Edition

> La phtisie pulmonaire enlève par an le dixième de la population de l'Europe et lui coûte trois milliards, parmi lesquels 160 millions forment la part de la France.

PARIS
17, RUE DE MOSCOU, 17

LES "LARMES SIBÉRIENNES"

Dans le traitement de la Phtisie Pulmonaire

Ce n'est pas sans intention que je viens de m'étendre ainsi longuement sur les effets thérapeutiques de la *Créosote* et du *phosphate de chaux* dans les cas de tuberculose pulmonaire et de bronchite chronique ; j'ai en effet dans ces deux substances médicamenteuses, la foi la plus entière, mes expériences personnelles venant renforcer dans mon esprit, le jugement porté par les maîtres éminents que j'ai cités plus haut. La Créosote et le phosphate de chaux donneront donc aux praticiens les résultats les plus satisfaisants ; mais à ces conditions que dans l'application pratique de cette médication tutélaire, ils attachent la plus grande importance à la *pureté des produits* et à la *forme pharmaceutique* sous laquelle ils sont offerts aux malades. Il est nécessaire, enfin, que la créosote et le phosphate de chaux soient donnés à *doses suffisantes*.

Pour retirer, en effet, de la médication créosotée le maximum de possibilité thérapeutique, il faut administrer cette substance à la dose de 20 à 30 centigrammes par jour ; ce traitement doit être assez longtemps continué.

Or, comment arriver à une administration longtemps prolongée de la créosote sans provoquer des désordres phlegmasiques dans les voies digestives? Car ce précieux médicament a aussi ses inconvénients, odeur violente, saveur âcre, causticité surtout. Pourtant, ainsi que le dit le docteur Totin, une indication capitale est, d'abord de respecter l'estomac, de ne pas offenser le tube digestif : sinon il réagira d'une manière fâcheuse ; et de ce formidable échange de mauvais procédés entre le poumon et l'estomac, surgira bientôt un état morbide complexe, étrangement favorable à cette pullulation bacillaire qui s'attaque volontiers aux organismes mal nourris. » Ce sont, dit Grancher, les sujets dont la circulation pulmonaire est active et dont la nutrition s'opère dans de bonnes conditions, qui ont le plus de chances pour triompher des germes pathogènes.

Les conditions d'une bonne administration ne seront donc remplies qu'à l'aide de la créosote pure, vraie, extraite du goudron de hêtre par le procédé de Reichembach, administrée sous la forme capsulaire.

On rejettera donc l'usage de la Créosote sous forme d'émulsion, de solution, de pilule, de vin créosoté.

De toute nécessité, il faudra donner ce médicament renfermé dans des capsules de gluten ou de gélatine qui, supprimant d'un même coup son odeur et sa saveur désagréables, permettront au malade de l'accepter sans répugnance.

Mais il faut aussi, suivant les remarquables travaux des docteurs Gimbert et Bouchard, que la créosote soit bien *dissoute et diluée* pour éviter son action caustique sur les voies digestives, et les renvois désagréables qu'elle peut provoquer.

Après de très nombreux essais, et dont le résultat d'abord infructueux aurait pu faire tomber la médication créosotée dans un injuste oubli, on a choisi comme excipient l'huile de foie de morue. C'est à notre avis le meilleur véhicule que l'on puisse trouver; l'huile de foie de morue dissout très bien la créosote; elle est de toutes les huiles la plus facile à digérer; son action curative entre en ligne de compte d'une façon importante; elle se prête enfin admirablement à la présentation des médicaments sous la forme capsulaire.

Donc, la créosote dissoute dans l'huile de foie de morue, et absorbée en capsules, me parait être la forme pharmaceutique recommandable.

Et si, à l'agent antiseptique, on trouve le moyen d'associer un reconstituant et un calmant, n'aura-t-on pas mis à la disposition des médecins et des malades, le spécifique le plus réel de la phtisie pulmonaire?

Les capsules **Larmes Sibériennes** *(créosote, huile de foie de morue, phosphate de chaux, codeïne)* me paraissent admirablement atteindre le but désiré.

Je serais peu à l'aise pour faire l'apologie d'une invention dont je suis un peu l'inspirateur; aussi je laisse la parole à un de mes confrères de la presse qui apprécie ce produit en ces termes:

« Le fait par lequel se recommandent d'une façon toute spéciale les *LARMES SIBÉRIENNES*, est celui-ci : Présenter sous une forme acceptable pour les malades, et associer toutes les substances, les seules capables d'enrayer les progrès de la *Phtisie et de la Bronchite chronique*; éviter par un mode de préparation spécial et la forme *capsulaire*, toute action nuisible sur l'estomac; permettre ainsi de continuer sans répugnance un traitement qui ne peut trouver que dans une observance longtemps poursuivie, son efficacité....... »

Extrait de la brochure du docteur Dupont: « Traitement de la Phtisie pulmonaire et de la Bronchite chronique. »

Meulan. — Imp. L. Delatour, F. Roger successeur.

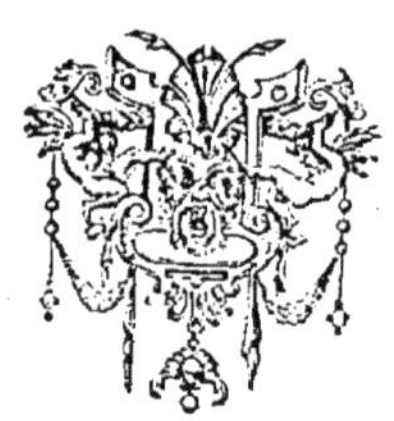

CABINET MÉDICAL
DU

Dr DUPONT

17, Rue de Moscou
PARIS

A Messieurs les Membres du Corps Médical Brésilien.

Monsieur et très honoré Confrère.

Vous avez dû expérimenter, dans le traitement des affections chroniques des voies respiratoires, *l'emploi simultané des «* **Larmes Sibériennes** *» (créosote, huile de foie de morue, phosphate de chaux, codéine), et du «***Vin Girard***», dont je vous ai fait adresser des échantillons.*

Tenant en haute estime votre opinion personnelle sur ces préparations, je viens vous prier de vouloir bien me fournir le résultat de vos expériences, et de me permettre de les consigner au livre d'or, à côté des témoignages honorables que je reçois chaque jour des médecins de toutes les parties du monde; ce sera pour moi une précieuse récompense de mes efforts, et une preuve d'estime de la plus grande valeur.

Veuillez agréer, Monsieur et très honoré Confrère, l'assurance de ma parfaite considération.

Dr Dupont
De la Faculté de médecine de Paris.

O Tratamento racional das affecções chronicas das vias respiratorias, da scrofula, do lymphatismo, pelas

"LARMES SIBÉRIENNES"

do Dr DUPONT

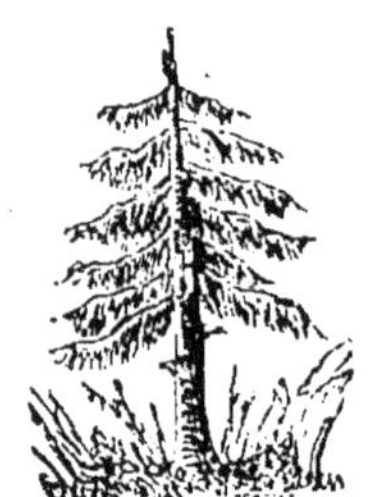

Marque Déposée

Bastantes especialidades tendo por fim o tratamento das doenças nas vias respiratorias, tem já sido apresentadas em publico : a helenina ; os xaropes sulfuro-balsamicos ; a glycérina creosoteada; as soluções de créosota, balsamo de tolu, et alcatrão da Norwega; a Terpina. ect.

A rapidez com que se succedem todos estes préparados, tendo par fim o tratamento da *Tisica,* do *Catarrha pulmonar*, da *Bronchite chronica*, è uma prova inégavel de que estas doenças tão frequentes, e tão terriveis, ainda não encontraram o seu verdadeiro especifico.

Por esta razão pareceu-nos util o procurar qual seria a causa da ineficacia de todos estes remedios ; e julgamas tel-a encontrado no facto de que todos estes préparados não reunem em numero e quantidade sufficiente cada um dos médicamentos correspondentes as diversas indicações do tratamento; ao mesmo tempo que, em alguns, o modo de préparacão poderia não ser inoffensivo para as vias digestivas.

Enfim, pareceu-nos que a forma pela qual estas drogas eram offrecidas ao publico, forcava os délicados, os difficeis, e as créanças sobretudo, a abandonar muito depresso um tratamento acceito com répugnancia.

Foi por isso que, debaixo do conselho de medicos já conhecidos pela sua propria experiencia, pensamos em crear para todos aquelles a quem o invierno, a estacão fria e humida faz nascer ou desenvolve as affecçóés agudas ou chronicas das vias respiratorias as

Larmes Sibériennes

Parece-nos emfim, ter réalisado o problema difficil da administração de substancias uteis no tratamento de todas estas molestias: *tosse, constipações desprezadas, bronchites chronicas, catarrho pulmonar, tisica, hémoptysia.*

O nosso producto recommandado por todos os médicos, foi assim appreciado por um jornal que se occupa da vulgarisacão das sciençãs médicas e da hygiène. Este périodico que unicamente presta o seu apoio aos productos verdaderamente serios e efficases, falla da seguinte maneira sobre as «**Larmes Sibériennes**»: As Larmes Sibériennes não constituem um remédio secreto; e aquellos que acabam de enriquecer a thérapeutica com este préparado, não fazem mystério da sua composicão.

« A créosota, o oleo de figado de bacalhão, o phosphato de cal, e a codeina, sao ha muito conheecidos pelas suas provas, e os medicos sabem quanto estas substancias são verdadeiramente uteis, e consagradas pela expériencia no tratamento de todas as doenças das vias respiratorias, que são accompenhadas de tosse, d'oppresões, d'expectorações abundantes, de suores nocturnos etc, etc.

O facto pelo qual se recomandam d'uma maneira espécial as **Larmes Sibériennes** è o seguinte: a presentar sobre uma forma acceptavel para todos os doentes e associar ao mesmo tempo todas as substancias unicamente capazes de impedir os progressos *da tisica*, et da *bronchite chronica ;* evitar por um modo de preparacão espécial, e a forma de capsula, toda a accão nociva para o estomago ; permittir assim a continuacão, sem répugnancia alguma, de um tratamento que somente pode ser efficaz, por uma observancia longamente perseguida.»

A isto accrescentaremos mais uma palavra.

Considerando que pelas propriedades eminentemente anti-anemicas e reconstituantes (oleo de figado de bacalhão e phosphato de cal) que elle possue, o nosso medicamento se recommanda a grande classe de doenças conhecidas pelos nomes de: *chlorosis, lymphatismo, escrofula,* ver-se ha que, descobrindo a forca de trabalho as **Larmes Sibériennes**, prèstamos um serviço réal não somente a thérapeutica das doenças nas vias respiratorias, mas tamben, ao tratamento d'esta diathésis tão espalhada, fonte de tantos malos, a qual chaman com razão, a *doença da época : a anémia.*

Não se deve esquecer que a diminucão no numero dos globulos vermelhos do sangue pode trazer alem de qualquer antecedante héréditario, esta terrivel doença, contra a qual todas as médidas de prévenção, unicas efficazes, devem ser postas em execucão : **a Tisica pulmonar.**

Composicão

Cada capsula contem :
Créosota pura de faia ....0,03 centigr.
Oleo de figado de bacalhão..0,25 centigr.
Phosphato de cal...........0,012 milligr.
Codeina.1/2 centigr. em 5 capsulas.

Modo de empregar e doses

Para facilitar a absorcão da créosota, cada capsula deve ser tomada no momento das re feicões ou então entre as refeicões em uma colher com leite. A dose ordinaria deve ser: de duas a quatro capsulas a cada comida ou seja ao almoço e jantar.

Esta dose pode ser augmentada segundo aviso do médico.

Advertencia importante. Para prémunir-se contra as imitaçòès fraudulentas das verdadeiras **Larmes Sibériennes** *é mister exigir sobre cada frasco, as firmas dos inventores.*

Estas firmas são impressas pretas sobre o envoltorio extérior do frasco.

Escrever ao Snr Dr Dupont, 17, rua de Moscou, Paris.

Meulan. — Imp. L. Delatour, F. Roger successeur.

Janvier 1891.

LE DR DUPONT

DE LA FACULTÉ DE PARIS

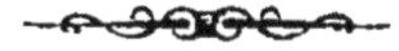

LA

PHTISIE PULMONAIRE

La phtisie pulmonaire enlève par an le dixième de la population de l'Europe, lui coûte trois milliards, parmi lesquels 160 millions forment la part de la France.

PARIS

17, RUE DE MOSCOU, 17

Não se deve esquecer que a diminução no numero dos globulos vermelhos do sangue pode trazer alem de qualquer antecedante héréditario, esta terrivel doença, contra a qual todas as médidas de prévenção, unicas efficazes, devem ser postas em execução : **a Tisica pulmonar.**

Composição

Cada capsula contem :
Créosota pura de faia.......0,03 centigr.
Oleo de figado de bacalhão..0,25 centigr.
Phosphato de cal............0,012 milligr.
Codeina 1/2 centigr. em 5 capsulas.

Modo de empregar e doses

Para facilitar a absorção da créosota, cada capsula deve ser tomada no momento das re feicões ou então entre as refeicões em uma colher com leite. A dose ordinaria deve ser: de duas a quatro capsulas a cada comida ou seja ao almoço e jantar.

Esta dose pode ser augmentada segundo aviso do médico.

Advertencia importante. Para prémunir-se contra as imitaçõès fraudulentas das verdadeiras **Larmes Sibériennes** *é mister exigir sobre cada frasco, as firmas dos inventores.*

Estas firmas são impressas pretas sobre o envoltorio extérior do frasco.

Escrever ao Snr Dr Dupont, 17, rua de Moscou, Paris.

Meulan. — Imp. L. Delatour, F. Roger successeur.

Janvier 1891.

LE DR DUPONT

DE LA FACULTÉ DE PARIS

LA

PHTISIE PULMONAIRE

La phtisie pulmonaire enlève par an le dixième de la population de l'Europe, lui coûte trois milliards, parmi lesquels 160 millions forment la part de la France.

PARIS

17, RUE DE MOSCOU, 17

Janvier 1891.

L'arme du siècle, c'est la plume,
Levier qu'Archimède a rêvé!
(HEGÉSIPPE MOREAU)

« *Je ne vois aucune nécessité à tenir la médecine comme cachée dans un sanctuaire, et enveloppée de mystère; le public peut être tenu au courant des choses de la médecine, puisqu'on a cru devoir l'intéresser aux merveilles de la chimie, de la physique et de l'histoire naturelle.* »

DAREMBERG.

« *La meilleure manière de guérir les maux dont souffre l'humanité, c'est de les faire connaître par la vulgarisation incessante de la parole et du journal. Tous ceux qui ont une langue ou qui tiennent une plume, doivent avoir à honneur d'éclairer leurs concitoyens, surtout lorsqu'il s'agit de l'hygiène et de la santé publique.* »

Dr MONIN

« *Pour ceux qui ont consacré une partie de leur existence à la recherche de faits intéressant la santé publique, c'est un devoir de faire connaître les résultats de leurs expériences.* »

BOUCHARDAT.

LA PHTISIE PULMONAIRE

INTRODUCTION

« Nil sub sole novi »

Il n'était pas besoin de tout le bruit fait en ces derniers temps à propos de la prétendue découverte du docteur Koch, pour entretenir l'activité scientifique autour de cette question si passionnante : **la guérison de la tuberculose.**

Tous les jours en France, comme à l'étranger, de savants et dévoués médecins, des hygiénistes philanthropes, cherchent à arracher à la mort son terrible secret, et veulent ravir au cruel minotaure ce grand et triste contingent qu'il prélève chaque année sur la pauvre humanité.

Jusqu'à ce jour, hélas ! nous avons le dessous dans la lutte terrible, et, cas pathologique toujours actuel, que l'automne arrive quand s'en vont les feuilles, ou que le printemps cher aux poëtes ramène fleurs et chansons d'oiseaux, **la phtisie pulmonaire** fait, du haut en bas de l'échelle sociale, de trop nombreuses victimes.

Ce fut, je crois, en 1886, que se développa ce grand mouvement d'études expérimentales ayant pour but la recherche d'un traitement radicalement efficace dans les affections microbiennes. Koch, en Allemagne, venait de découvrir dans les crachats des phtisiques, un baccile spécial ; Villemin et Davaine nous apprenaient à créer à volonté la tuberculose, le charbon, la scepticémie ; et Pasteur, « avec son vaccin contre la rage, arrivait d'abord à préserver les animaux contre certaines maladies infectieuses, pour gagner bientôt ce sommet inespéré où l'on guérit l'homme lui-même d'une des plus redoutables affections qui puissent l'atteindre. »

C'était l'époque où Verneuil auquel j'emprunte les quelques lignes qui précédent réveillait les cœurs avec la lettre suivante,et trouvait chez tous nos confrères le plus complet assentiment, comme il arrive en France, chaque fois qu'on émet une idée scientifique, un projet humanitaire.

« Sauver un rabique, écrivait le savant professeur, est un miracle qu'on réalise aujourd'hui à volonté dans le quartier du Panthéon; mais pendant les deux mois qu'exige la cure, s'imagine-t'on combien de tuberculeux succombent à Paris seulement ? Deux à trois mille environ, presque tous enfants, adolescents ou jeunes adultes, la force vive, l'espoir de la nation. Or,pour la prévention ou la guérison de la tuberculose, la physiologie et la pathologie expérimentales n'ont pas encore fait grand'chose. Que pourront-elles faire dans la suite ? En vérité je n'en sais rien; mais, comme je suis optimiste décidé, j'ai foi dans l'avenir. Je suis trop vieux pour me mettre moi-même à la besogne, mais je puis faire remarquer que les chances de succès ne sont véritablement pas trop défavorables. En effet, quand il s'agit d'un charbonneux ou d'un enragé, a peine a-t-on le temps de reconnaitre le terrain, de chercher les doses du parasiticide et les voies par où on pourra le faire pénétrer; si l'on s'arrête pour réfléchir et observer, le moment opportun passe et le patient est emporté.

Pour la tuberculose, les délais sont infiniment plus longs. Entre le moment de l'invasion, si incertain qu'il puisse être, et l'heur de la mort, des mois, sinon des années, s'écoulent. Chez les animaux qui servent de champ expérimental, on a un temps notable devant soi pour instituer, varier, modifier les essais, et l'on peut même commencer la prophylaxie avant l'infection, puisqu'on connaît rigoureusement la date de cette dernière.

Donc il faut chercher, chercher encore, chercher longtemps, chercher toujours. »

Et comme le nerf des luttes scientifiques tout comme celui de la guerre, c'est l'argent, on fit appel à la bourse des âmes généreuses pour en tirer les fonds nécessaires pour entreprendre, continuer et mener à bien les moindres recherches, pour aider les expérimentateurs offrant des garanties sérieuses ou apportant déjà des ébauches expérimentales d'une certaine valeur. On se mit à l'œuvre.

Un moment, une heure, on crut avoir réussi ; quelqu'un avait pris à l'Olympe son tonnerre. Non pas un français, mais qu'importe, — sur le terrain scientifique les rivalités cessent, — un des plus distingués dans le corps médical d'outre-Rhin, venait de faire la découverte si impatiemment attendue. Un immense mouvement d'allégresse agita le monde, et des deux hémisphères l'humanité toussante et tuberculeuse rayonna vers Berlin.

En France même, un accès d'emballement, selon moi inexplicable, dirigea vers l'Est nombre de médecins.

De tout cet engouement qui s'est emparé de certains esprits moins réfléchis qu'avides de nouveauté, il ne reste guère aujourd'hui qu'une chose : le dépit d'avoir à constater *qu'il n'y a rien de nouveau sous le soleil,* pas plus à Berlin qu'à Paris et qu'il ne manque à la lymphe de Koch, pour remporter la victoire dans le combat qu'elle prétend livrer aux baccilles, qu'une chose : ne pas tuer d'abord le malade qui les porte. *Primò, non nocere.*

Le savant professeur Cornil a fait le 22 Décembre sa dernière conférence sur la découverte du Dr Koch ; en voici les conclusions :

« La tuberculose pulmonaire ou phtisie, pour la guérison de laquelle la lymphe de Koch avait excité le plus d'espérances, semble être, au contraire, la maladie tuberculeuse où son emploi doit être le plus restreint.

Ce traitement est inutile dans les phtisies avancées, fébriles, avec des cavernes.

Il n'empêche pas les crachements de sang et peut-être les favorise-t-il par la congestion pulmonaire qui en est la suite.

Il est nuisible dans la phtisie granuleuse généralisée et dans les phtisies aiguës pneumoniques. Chez les malades atteints depuis peu de temps, la congestion qui survient après chaque injection parait être plus dangereuse qu'utile.

Pour ce qui est des tuberculoses pulmonaires anciennes et limitées, éteintes, que certains malades, bien portants en apparence, portent assez gaillardement depuis huit, dix ou quinze ans, il serait dangereux de les réveiller par la lymphe de Koch, qui leur donnerait assurément une poussée nouvelle. »

Monsieur Cornil cessera donc presque complètement de traiter la phtisie pulmonaire par le procédé de Koch.

L'écroulement de toutes ces espérances fondées sur le pouvoir merveilleux de la lymphe va-t-il apporter le découragement dans l'âme de ces chercheurs et les arrêter dans l'accomplissement de leur belle tâche? Nous sommes assurés au contraire, et la marche vers le vrai ne se ralentira pas.

L'avenir nous donnera certainement la victoire; et si, pour le moment, ne voulant rien laisser au hasard et nous en tenant aux données de la science, nous n'accordons notre confiance qu'aux méthodes curatives rationnelles et consacrées par l'expérience, nous ne doutons pas de voir un jour acquis cet immense bienfait: Le remède radical contre *la phtisie pulmonaire*, cette terrible affection qui, suivant les travaux du Dr Rochard, enlève par an le sixième de la population de l'Europe, et lui coûte trois milliards, parmi lesquels 160 millions forment la part de la France.

I.

Définition de la Phtisie pulmonaire Tubercules. — Caverne pulmonaire. — Origine baccillaire de la tuberculose. — Lésions dans les autres organes. — Curabilité des lésions tuberculeuses.

Définition. — Etymologiquement, le mot *phtisie* vient d'une expression grecque qui signifie *corrompu*, *desséché*, *flétri;* dans son acception générique et primitive, il exprime la maigreur, le dépérissement successif de tous les organes.

Tubercules. — Anatomiquement, la phtisie pulmonaire est un état pathologique toujours le même, qui a pour base l'ulcération chronique du poumon. Cette ulcération peut être produite par l'évolution de *tubercules* préalables, ou par une caséification confluente ou diffuse, suite d'une broncho-pneumonie accidentelle à évolution diffuse. Le premier cas est le seul dont je m'occuperai.

Et dès maintenant, je veux définir le mot *tuberculose* qui au cours de cette étude reviendra fréquemment sous ma plume. Il faut entendre sous le nom de *tuberculose ou granulose* une maladie anatomique caractérisée par des granulations de structure cellulo-nucléaire qui n'ont aucune localisation spéciale, et qui peuvent siéger dans les méninges, dans le cerveau, dans le péritoine, dans les os, dans la peau même, tout aussi bien que dans les poumons. De là les expressions de *tuberculose méningée*, *cérébrale*, *péritonéale*, *osseuse*, etc.

Dans le poumon, les tubercules sont de petits corps étrangers, existant dans le tissu même, et variant en grosseur depuis le grain de millet, de chenevis, jusqu'à la fève, la noix même.

On les appelle *tubercules enkystés* lorsqu'ils sont contenus dans une poche membraneuse, *tubercules non enkystés* lorsqu'ils sont continus avec le tissu de l'organe.

Ils siégent non pas dans tout le poumon, mais surtout dans les lobes supérieurs, à la pointe, et presque toujours des deux côtés. Ils sont isolés ou réunis en groupes.

Ces tubercules sont appelés à subir une évolution nécrosique; et tous les temps de leur évolution se peuvent rencontrer dans l'intérieur d'un poumon; gris au début, ou *crus*, ils deviennent plus tard d'un blanc jaunâtre, et sont dits *murs*. Ils subissent parfois des transformations analogues à la craie, ce sont les tubercules *crétacés*. L'aspect d'un poumon farci de ces tubercules à différents stades de leur évolution, pourrait alors rappeler l'image d'un arbre chargé de fruits, dont les uns seraient à peine formés, d'autres en voie de maturité, les derniers enfin, complètement développés et mûrs.

Ces amas de tubercules durs d'abord, viennent a se ramollir et la substance qui les compose sous forme de matière graineuse, prend la friabilité du fromage ou du marron cuit.

Les progrès du ramollissement, qui marche du centre à la périphérie entraînent la destruction du tissu compris entre les dépôts tuberculeux. La perte de substance ainsi produite est dite *cavité* ou *caverne*, cavité plus ou moins vaste fournissant un liquide gris verdâtre, crémeux, expectoré par le malade.

Le vulgaire dit alors du tuberculeux : il crache ses poumons.

Quand l'ulcération atteint les vaissaux, il y a de plus crachements de sang, ou *hémoptysies*.

Lésions dans les autres organes. — *La plèvre* est rarement intacte, elle présente souvent les altérations de la pleurésie chronique membraneuse.

Les deux feuillets sont parfois soudés entièrement et atteints de granulose ; ou bien on rencontre un épanchement liquide ou un épanchement de liquide et de gaz (hydropneumothorax) résultant de l'ouverture d'une ulcération pulmonaire dans la plèvre. Parfois enfin, à travers la paroi costale, le travail ulcératif se continue, une *fistule pulmonaire* s'établit.

Les ganglions bronchiques sont augmentés de volume, et donnent lieu à des accidents de suffocation provoqués par la compression de la trachée, des bronches, des pneumo-gastriques.

Le *larynx* présente les ulcérations de la tuberculose ; ce qui donne aux malades une voix enrouée, presque éteinte.

Enfin, dans *l'appareil digestif*, dans le *foie*, dans les *reins*, jusque dans les *veines*, l'infiltration tuberculeuse fera des ravages.

Quand à la *curabilité* de ces lésions, les observations anatomo-pathologiques, en ont fourni la preuve ; des cicatrices, trace de guérison de cavernes ont été souvent trouvés ; toutefois, il est rationnel d'admettre que la guérison n'est possible que lorsque l'altération est peu étendue, c'est-à-dire, presque au début de la maladie.

Origine baccillaire de la tuberculose. — Il n'y a plus sur cette question aucun doute, à l'heure actuelle ; Koch, — et cela suffit à sa gloire — a trouvé dans les crachats des phtisiques un *baccille* spécial auquel il a donné son nom ; ce baccille est la *graine*. comme je le dirai plus tard, l'organisme est le *terrain* plus ou moins bien préparé, pour l'ensemencement, l'éclosion, le développement de ce baccille tuberculeux, tout comme dans le règne végétal.

II.

Fréquence de la phtisie.
Sa distribution à la surface du globe

Fréquence. — Connue de tous temps, la phtisie pulmonaire est d'une fréquence extrême. D'après les calculs, elle détruit chaque année le cinquième de la population des grandes villes et fait autant de victimes à elle seule, que toutes les autres maladies réunies: à Paris, on enregistre annuellement une moyenne de onze mille décès causés par la phtisie pulmonaire.

Age. — Elle est de tous les âges, mais non avec la même fréquence ; rare avant deux ans, elle atteint son maximum de fréquence, de 30 à 40 ans.

La race influe sur son développement, et le nègre y a une prédisposition très marquée, qui prend des proportions d'autant plus élevées qu'il s'éloigne davantage de son pays natal.

La phtisie pulmonaire est de *tous les climats* ; toutefois elle est plus commune et a une marche plus rapide dans les pays chauds que dans les régions tempérées ou septentrionales.

L'Algérie, l'Egypte, les steppes russes de Kirgie, sont peu envahies par cette affection ; de même la Sibérie, l'Irlande, le Canada. Dans les grandes altitudes, à 4,000 ou 5,000 pieds, elle est à peu près inconnue ; ainsi dans les villages Alpestres de la haute Engadine.

Sexe. — Les femmes sont un peu plus sujettes que les hommes à la phtisie pulmonaire. — Je reviendrai plus tard sur les raisons qui motivent cette inégalité.

Les animaux peuvent devenir tuberculeux, ainsi le singe ce simili-homme, les vaches, les cobayes, les lapins ; détail à retenir, le chien est très rarement atteint par cette affection ; le mouton et la chèvre presque jamais.

III.

La phtisie est-elle héréditaire? Peut-elle se développer chez un individu en dehors de tout antecédent héréditaire, et dans quelles conditions? Constitution. — Tempérament.

Donc, malgré l'école anti-parasitaire, à la tête de laquelle se trouvait le professeur Peter, adversaire redoutable du docteur Koch, nous admettons, avec ce dernier, l'essence microbienne de la maladie. Il est important de bien établir ce fait pour l'intelligence des développements qui vont suivre.

Et j'aborde maintenant cette question si grosse dans ses conséquences, et sur laquelle, les savants longtemps divisés, se sont enfin mis d'accord, se prononçant pour la négative :

La phtisie est-elle héréditaire? En d'autres termes, l'enfant apporte-t-il, en venant au monde issu de père ou de mère phtisiques, ce germe fatal de la tuberculose, sorte de péché originel pour lequel il n'existe pas de baptême rédempteur?

Le fléau est-il soumis à la terrible loi de transmission directe ou collatérale, c'est-à dire, le fils d'un tuberculeux, ou quelqu'un de ses descendants à la deuxième ou troisième génération, doit-il tôt ou tard, sous l'influence de causes déterminantes, voir éclore en son poumon, le tubercule — qu'on me passe l'expression — de ses ancêtres ?

En présentant la proposition sous une autre forme, sommes-nous autorisés à penser, quand nous voyons un malade atteint de la phtisie pulmonaire, que ce malade a eu dans sa famille, son père, son grand'père, son bisaïeul peut-être, phtisiques comme lui?

L'affirmative, avec toutes ses conséquences, a été longtemps admise, soutenue et défendue par des médecins d'une grande science d'ailleurs; aujourd'hui, chose consolante à tous les points de vue, les cas de transmission de la tuberculose forcée par l'hérédité paraissent devoir rentrer dans la classe des faits problématiques. Une chose est certaine au moins, c'est que si l'hérédité peut exister quelquefois, elle n'est pas fatale.

Hérédité de la phtisie. — Il y a déjà vingt ans qu'un homme qui avait étudié la phtisie sur un champ des plus vastes, Pidoux, écrivait : « Si, d'après des relevés qui portent sur quatre mille ou cinq mille observations, j'additionne ensemble les cas de phtisie la plus vraisemblablement accidentelle et acquise avec les cas les plus évidemment constitutionnels et spontanés, je ne retrouve pas la phtisie née de la phtisie plus de 20 fois sur 100. Au contraire, si j'ajoute, aux phtisiques nés de phtisiques, ceux qui sont issus de parents affectés d'autres maladies chroniques par voie de métamorphose régressive, j'arrive au chiffre de 50 à 60 pour 100. Je prie de remarquer que, sur les cinquante autres cas, j'en compte un certain nombre, dix environ, dans lesquels la phtisie s'est développée suivant le même mode de processus, c'est-à-dire par dégénération d'autres maladies chroniques pendant la vie même des sujets, ce qui donne une force nouvelle aux cas d'hérédité indirecte. » Et plus loin : « Je l'ai dit, le nombre de phtisiques nés de phtisiques est quatre ou cinq fois moins grand que le nombre de phtisiques nés de parents bien portants ou affectés de ces maladies chroniques... »

Le docteur Goupil, qui a fait de la question qui m'occupe en ce moment une étude spéciale et approfondie, la résout à peu près en ces termes :

« Non, la phtisie n'est pas héréditaire, et aucun de ceux qui l'ont soutenu n'a donné de raisons suffisantes pour admettre cette formule absolue. Quand il s'agit d'une maladie qui enlève les quatre-vingt centièmes de l'espèce humaine, il n'est pas suffisant, en effet, de procéder par cette simple affirmation : *Tout phtisique a eu, à un degré quelconque, un phtisique dans sa famille.* Cette proposition est évidente, mais elle ne prouve absolument rien.

En effet, la phtisie est le fléau de l'humanité, elle la désole dans une proportion énorme ; est-il donc surprenant qu'on retrouve, dans le passé d'une famille, un ou plusieurs cas de cette maladie. Le contraire seul serait surprenant.

Si un phtisique a eu des phtisiques dans sa famille, c'est que lui comme les siens font partie de l'humanité, et à ce titre seul, ils doivent au fléau leur part du tribut de 80 pour 100 qu'il prélève sur elle.

Mais, d'un autre côté, y a-t-il des hommes sains et robustes échappant à ce mal, alors même que leurs aïeux en ont été frappés? Oui, évidemment oui, et tout le monde en connaît et pourrait en citer un grand nombre.

Pour expliquer ce fait, on a inventé l'hérédité éloignée, sautant une génération, et l'on a dit: Ce fils de phtisique reste sain, mais ses descendants ne le seront pas! S'ils le sont encore, les petits-fils seront contaminés!

Mais cela vient à l'appui de notre dire: si la phtisie était héréditaire, rien ne pourrait expliquer cette interruption dans la succession morbide; étant admis, au contraire, que c'est la prédisposition qui se lègue, l'hérédité de retour se comprendra facilement; en effet, un père phtisique est porté à surveiller attentivement et peut parvenir à modifier la constitution de son fils. Celui-ci, restant sain et robuste, oubliera de prendre les mêmes soins pour préserver sa descendance, qui, l'influence héréditaire se conservant pendant quatre générations, retournera au type organique originaire, favorable au développement de la phtisie, d'où la prévoyance de l'aïeul l'avait pour un temps éloignée.

D'ailleurs, ce fils et ce petit-fils de phtisiques sont hommes, et par conséquent, ils paieront à une époque ou à une autre leur dette terrible; ils fourniront leur contingent à ces 80 pour 100 que le fléau dévore, mais sans que le passé de leur race y soit pour quoi que ce soit.

Etant donné une maladie qui frappe l'humanité dans cette proportion, je vous défie de trouver une famille qui, dans une période plus ou moins longue, ne lui fournisse des victimes. Mais encore une fois, ce n'est point l'hérédité, c'est le hasard qui fera revenir la funèbre visite plus souvent dans celle-ci que dans l'autre. »

Et notre confrère conclut: le germe tuberculeux ne se transmet pas en nature; nulle part, chez le fils d'un tuberculeux on a pu trouver d'emblée un atôme, une granulation, un point morbide se rattachant à la diathèse. Un tuberculeux donner naissance à un enfant qui pendant vingt ans gardera latent le principe funeste, pour le voir au bout de ce temps suivre ses évolutions et causer ses ravages, cela froisse la raison et ne peut être soutenu. Non, l'hérédité n'existe pas comme cause forcée de de la tuberculose.

Comme conséquences: d'un seul coup se trouve effacée cette horrible fatalité qui pèserait sur les descendants des phtisiques ; ceux-ci ne sont pas voués au fléau quand même. Un fils de tuberculeux peut, dans des conditions d'hygiène et de santé favorables mourir à 90 ans, de sa belle mort, comme on dit vulgairement, après avoir donné le jour à une lignée forte et robuste comme lui.

Mais, si le petit parasite tout préparé, tout formé, n'est pas donné, funeste cadeau, par le père ou par la mère, les aptitudes pour contracter ce germe existent par transmission. En un mot, une *constitution tuberculisable*, peut être propagée par hérédité.

Si la tuberculose n'est pas transmise en nature, si les enfants ne viennent pas au monde avec des tubercules, (le fait est du moins bien rare,) ils peuvent apporter la débilité constitutionnelle spéciale transmise par le père, et qui se prête à l'évolution successive de deux maladies: la scrofule pendant l'enfance, la tuberculose plus tard.

Et je poursuis avec le docteur Goupil: « Oui, il est des tempéraments mal venus, peu solides, que la phtisie peut atteindre, ce sont les tempéraments que nous avons nommés *tuberculisables*. Tandis que les mœurs et les lois établissent l'égalité sévère pour les êtres moraux, la misère et le vice conservent l'horrible inégalité des êtres physiques. Il est des hommes d'une constitution et d'un tempérament tels que toutes les plaies physiques semblent à jamais leur partage. Pauvres deshérités de la vie, ils trainent péniblement un corps affaissé, sans ressorts et sans énergie, et longtemps seront ainsi tous ceux qui procèderont d'eux.

Les autres parcourent la vie, invulnérables, vigoureux, triomphants ; les maladies les visitent sans faire séjour à leur chevet; mais pour ces chétifs, tout est long, persistant, enraciné. Telle affection n'est qu'un malaise pour les premiers, qui devient un mal grave pour ceux-ci.

Un refroidissement donne un rhume aux ainés, aux privilégiés de la nature, une phtisie à ces tristes puînés de la race humaine.

Et cette prédisposition fatale est transmissible, héréditaire, pendant plusieurs générations, d'autant plus qu'elle est moins combattue, d'autant plus que les conditions qui l'ont fait naître demeurent et poursuivent les héritiers : la misère, l'absence d'air, de soleil, de pain et le vice, cette autre misère morale, plus cruelle que la première.

Quels sont donc les tempéraments tuberculisables? Les tempéraments lymphatiques avant tout. Le lymphatisme est le champ humide et mou ou la graine de tubercule pousse et se complait. Tubercules ganglionnaires, ventraux, pulmonaires et cervicaux, sont les émanations funestes de cette surabondance de sang blanc. Or, c'est de tous les tempéraments le plus sûrement transmissible. »

Où trouvons-nous ces êtres lymphatiques, proie toute prête et facile, désignée au terrible fléau? Hélas, il faut bien l'avouer, du haut au bas de l'échelle sociale ; chez l'enfant sorti du sein dix fois fertile et appauvri de la femme du porion, comme chez le rejeton des races couronnées ; cet enfant au visage distingué, c'est-a-dire pâle et terne, fraiche rose qui vivra ce que vivent les roses, doit le jour à la mondaine qui a, pendant neuf mois, au milieu des bals, à l'aide du corset et autres prisons à la mode, conservé au dépens du petit être qui voit sa place mesurée, une taille presque mince, une gorge encore montante ; cet autre enfant maigre, hâve, chétif, n'a pu tirer de ses parents privés de calme, d'air, de nourriture, qu'un sang pâle et appauvri.

« Et que dire de cette déperdition qui résulte des débordements du vice ! La langue vulgaire a de ces énergies que le style scientifique ne saurait adopter, et elle a marqué d'un mot qui veut dire phtisiques ces pauvres inutiles, fantoches sans ressorts, dont le vice tient les ficelles, et qui trainent leur vie desœuvrée et leur catarrhe prématuré, des tables pimentées de Bignon, aux alcôves non moins pimentées des dames du demi-monde : *petits crevés.*

Enfin, l'orgueil en consacrant dans les familles dites royales, les mariages consanguins, et empêchant ainsi le croisement des races, si profitable à la force et à la beauté des types, donne souvent des enfants scrofuleux ou perclus.

Hélas! la mort fauche largement dans ces palais ou l'esprit nouveau n'a point d'accès. Le sang noble et sans mélange qui coule dans les veines de ces princes est un sang vicié qu'il faudrait rajeunir par des unions étrangères; mais l'orgueil et la loi sociale sont plus forts, et le prince épouse la princesse, sa parente, léguant aux générations futures, un degré de plus de lymphatisme et de scrofule, jusqu'au jour où la nature méprisée et violée, se venge de ces contempteurs de ses lois, en frappant d'excommunication leurs races arrogantes.

Ce n'est pas tout! à côté de la misère, cette injustice, de la débauche, ce crime, il faut placer aussi, parmi les artisans de la triste maladie, la douleur, cette sainte et pure manifestation de la pensée.

O nature insondable, faut-il que des causes si diverses, la misère et le luxe, le plaisir et la douleur, engendrent toutes ce terrible résultat, la consomption de l'être, avec son fatal couronnement, la phtisie pulmonaire. »

Mais je m'éloigne peut-être un peu de mon sujet. Pourtant elle a sa raison d'être cette dissertation médico-sociale, car l'hérédité comme cause fatale, forcée, de la tuberculose étant écartée, étant admis d'un autre coté que le *tempérament tuberculisable* peut être légué, nous aurons à produire nos efforts en vue d'améliorer cette constitution mal venue. Et là, à coté de l'hygiène individuelle, l'hygiène sociale se place avec toute son importance; les mesures de précaution seront toujours les plus sûrement efficaces; il sera plus aisé enfin, de modifier un tempérament tuberculisable, que d'enrayer les progrès de la maladie acquise et confirmée.

Quelle sont donc ces causes capables d'engendrer, chez un individu prédisposé une débilité constitutionnelle favorable à l'éclosion des tubercules?

Je les citerai, au courant de la plume.

D'abord, l'insuffisance de la nutrition réparatrice, soit qu'elle résulte du mauvais fonctionnement de certaines organes (diabète, goutte, albuminurie); soit qu'elle soit due à une mauvaise hygiène, à une pauvre alimentation.

Les maladies antérieures, la syphilis, le rhumatisme, la fièvre intermittente, l'anémie des pays chauds; la diarrhée persistante, les suppurations prolongées, les fièvres éruptives, la fièvre typhoïde, la pleurésie, la bronchite, les convalescences, les pertes séminales, les hémorrhagies.

Les excès de toutes sortes, travaux manuels ou intellectuels, les passions tristes, les mauvaises habitudes, (onanisme, alcoolisme,) peuvent déterminer à la longue une débilité constitutionnelle définitive conduisant à la tuberculose acquise.

Le sexe féminin est notablement le plus exposé à la phtisie pulmonaire. Causes : fragilité native, fonctions menstruelles, grossesses hâtives et répétées, allaitement, usage du corset, abus du bal et des fêtes.

Enfin les refroidissements de toutes sortes, l'air humide et froid, les logements mal éclairés, mal aérés, les professions qui exposent au brusque passage à l'air froid d'un milieu surchauffé à l'humidité et à l'absorption de poussières animales, végétales ou métalliques, (filatures, tanneries, peausseries, ateliers à poussières métalliques, charbonnages,) sont des éléments influents de développements tuberculeux.

De tout ce qui précède il faut tirer cette conclusion : la phtisie pulmonaire est rarement la conséquence d'une cause unique ; c'est plutôt la résultante, le dernier terme de toutes les débilitations, quelle que soit leur provenance.

Il faut en un mot, que le corps soit préparé à recevoir la maladie par un affaiblissement, une désorganisation générale quelconque.

Dès lors, l'importance de précautions hygiéniques, dans la famille et dans la société, n'apparait-elle pas souveraine, lumineuse ?

IV.

La phtisie pulmonaire est-elle contagieuse ?

Sur cette partie de la question, il existe entre médecins des divergences ; la science ne se prononce qu'avec beaucoup de réserve.

Avec le professeur Potain, je penche pour l'affirmative.

Il me parait à peu près certain que placé dans des conditions d'hygiène, de santé générale mauvaises, exposé à la cohabitation intime avec un phtisique présentant l'expectoration abondante et les transpirations nocturnes habituelles dans la tuberculose, un individu peut devenir, par contagion, tuberculeux.

Je ne saurais dire, pour le moment, ou réside l'agent nuisible et redoutable ; mais les auteurs, à l'appui de mon assertion, relatent des cas nombreux de transmission ; j'en pourrais trouver plusieurs aussi dans ma pratique personnelle. J'emprunte l'exemple suivant, au docteur MORICE, de Brunehamel.

« Il s'agit d'une jeune femme de la campagne, indemne de tout antécédent tuberculeux, qui après avoir soigné son mari, mort phtisique, devint tuberculeuse à son tour. Elle habitait Aubenton, près de Brunehamel ; après la mort de son époux, elle revint au pays natal, petit hameau élevé des Ardennes, à deux pas de la forêt. Elle fut entourée de soins assidus et éclairés. Rien ne fut négligé, ni par les parents, ni par les médecins, pour enrayer la marche de la maladie. Elle languit misérablement pendant quelques mois et s'éteignit à vingt-quatre ans, au milieu des siens, emportant l'espoir de vivre longtemps avec eux, en respirant l'air ozonisé qui avait vivifié sa jeunesse et sur lequel elle avait tant compté pour sa prochaine guérison. »

Il y a plus, des cas de transmission de phtisie de l'homme aux animaux ont été observés, On a vu un tuberculeux rendre phtisiques des vaches à Alfort, une femme de basse-cour tuberculiser des oiseaux.

« Dans une basse-cour (je cite M. Henri de Parville) on constatait que les poules dépérissaient à vue d'œil. Un vétérinaire consulté, M. Mollereau, n'eut pas de peine à trouver chez les poules mortes toutes les lésions de la tuberculose. M. Mollereau se livra à une enquête et il apprit que le propriétaire avait recueilli chez lui une jeune fille parvenue à la dernière période de la tuberculose. La malade ne quittait pas la chambre, mais son linge, ses mouchoirs, étaient trempés dans l'eau avant d'être livrés au blanchissage et les eaux de lavage étaient déversées dans la cour ou sur le fumier.

D'autre part, un vétérinaire de Sophia en Bulgarie, M Chelebowski, a adressé à M. Nocart, l'histoire d'un cas à peu près identique.

La femme d'un pacha turc devenue phtisique se plaisait à élever et à nourrir de ses mains les animaux d'une basse-cour; les poules et les pigeons furent bientôt décimés par une épidémie et le vétérinaire consulté trouva sur les cadavres des animaux les lésions de la tuberculose.

Comment la transmission avait-elle eu lieu?

La femme du Pacha donnait à manger aux animaux des aliments imbibés de sa salive. Une petite chienne contracta la phtisie de la même manière. Il est donc de plus en plus difficile de dire que la tuberculose n'est pas une maladie contagieuse. »

(1) « La question de *contage* importe trop à la connaissance de la nature de la maladie pour n'avoir pas solicité l'effort de toute association médicale. Sous forme d'enquête, la résolution du problème a été recherchée, poursuivie. De ces enquêtes, nous en prenons une, celle établie par l'Association médicale britannique, le *Collective Investigation Committee*. Le 6 janvier 1885, le Comité demandait à tous les médecins, membres de l'Association, de renvoyer, avec leur avis et les preuves à l'appui, un bulletin portant cette mention : « La phtisie peut-elle, dans certaines conditions, se transmettre d'une personne à une autre? Dans le cas d'affirmative, quelles sont les conditions qui favorisent cette transmission ? » Le Comité reçut, quelques mois plus tard de la même année, 1078 rapports; 673 portaient simplement la mention « non », sans autre explication; on n'en put tenir compte. Les 505 demeurants se répartissent ainsi :

261 affirment la transmissibilité;

39 restent dans le doute;

(1) Dr Petit. — De l'étiologie constitutionnelle de la phtisie, recherchée dans ses formes.

105 la nient ou du moins n'ont rien vu qui la démontre.

Sur les 261 rapports, à transmission, 188 fois les sujets contaminés n'avaient aucune prédisposition héréditaire, la phtisie étant inconnue ou rare dans la famille ; dans 15, cette prédisposition existait ; pas de renseignements sur ce point dans les autres rapports.

Ici, comme partout en la matière, l'état constitutionnel ou le tempérament des sujets n'est pas recherché.

Dans les 261 cas affirmatifs, la transmission s'est répartie de la façon suivante :

Entre époux	de mari à femme...........	119	191
	de femme à mari...........	72	
Entre sœurs et frères, frères et sœurs...........			32
Entre beaux-frères, cousins, oncles et neveux.....			18
Entre étrangers commensaux..................			20
			261

Les cas de transmission de mari à femme et de femme à mari ont certainement leur valeur, les époux étant de famille différente. Les cas de transmission entre sœurs et frères et parents alliés ont moins de valeur, l'influence héréditaire pesant sur eux d'un poids égal ou à peu près. Cela est tellement vrai que, eu égard à la marche de la maladie, les cas de phtisie transmise ont très souvent une marche aiguë galopante. En effet, sur 105 cas relatés, on trouve 54 cas de phtisie galopante ou rapide ayant amené la mort en moins de cinq mois ! La mort a eu lieu :

Dans 54 cas, en moins de cinq mois.
— 18 — au bout de 5 à 12 mois.
— 16 — — 12 à 18 mois.
— 12 — — 2 à 3 ans.
— 5 — — 3 à 7 ans et au delà.
105 cas.

On nous accordera bien que tous ces sujets à maladie rapide étaient prédisposés *constitutionnellement*, c'est-à-dire par un défaut de résistance en moins, à la prise de possession comme à la généralisation aiguë de la maladie.

Le docteur Robinson (*Revue d'hygiène et de police sanitaire*, 1883, p. 261) a relevé la marche de la phtisie dans 100 ménages de sa clientèle. Dans 100 cas où l'un des conjoints était phtisique, 80 fois l'autre conjoint est resté bien portant; les enfants issus de ces parents ont été épargnés 69 fois sur 100. De même M. Leudet, de Rouen (*Revue d'hygiène*, 1882, p. 738), a pris des notes sur 56 ménages de sa clientèle aisée; 15 fois le mari était tuberculeux et, dans ces cas, la femme, saine au moment du mariage, est devenue phtisique 5 fois; sur 41 cas où la femme était primitivement tuberculeuse, le mari n'est devenu phtisique que 3 fois.

Chacun n'a qu'à considérer les observations personnelles de sa pratique pour y trouver la confirmation de ces faits; et, en s'éclairant près de praticiens considérables, on arrivera même à des exemples comme celui qui nous a été communiqué par un ancien chef de clinique de la Faculté, notre collègue et ami, le docteur Choyau de Luçon : sur une famille de six enfants dont un des générateurs avait succombé à la phtisie, et par conséquent prédisposés au même degré, trois frères séparés entre eux, devinrent tuberculeux. Tous les trois reçurent dans le cours de la maladie, des soins continuels de leurs trois sœurs. Ils succombèrent, et, malgré leur prédisposition, leur exposition au *contage*, ces trois sœurs sont restées indemnes. « Ce qui fait écarter par beaucoup de médecins et par le public, écrit un éminent contagionniste, le docteur Vallin, l'hypothèse de la transmissibilité c'est la fréquence des cas où, malgré la continuation de la vie la plus intime, le conjoint ou les parents qui ont soigné un phtisique ne voient survenir aucun changement dans leur santé. En effet, le nombre des cas négatifs est énorme... Le danger de la transmission n'est pas comparable à celui que fait courir la variole, la rougeole, la scarlatine, ni même la diphthérie....»

« En résumé, la transmissibilité de la phtisie n'est peut-être pas rigoureusement démontrée, et on se demande si elle le sera jamais, en raison de l'évolution parfois très lente de la maladie; mais elle est tellement vraisemblable, que c'est un devoir désormais pour le praticien d'agir comme si la preuve était faite.» (Jaccoud.)

Tel est, croyons-nous, le sens d'après lequel la transmissibilité doit être comprise.

V.

Symptômes de la phtisie pulmonaire. — Sa marche en trois périodes. — Première et deuxième étape

Après les digressions que j'ai été conduit à faire, à propos des causes étiologiques de la phtisie, sur un terrain quelque peu scientifique et élevé, je reprends le ton plus familier de la causerie, afin d'être compris entièrement de tous ceux qui me liront; j'arrive à la description des symptômes et signes que présente un individu atteint de la tuberculose du poumon.

Avec tous les auteurs, et pour la commodité de mon sujet, je diviserai en *trois étapes*, la marche suivie par cette maladie.

1re Etape. — Après un début presque toujours lent, insidieux, caractérisé par une petite toux fréquente, un peu d'oppression, de langueur, d'amaigrissement, de sueurs la nuit, le malade trouve un beau jour dans un crachat quelques filets de sang, ou même en expectore une certaine quantité. Il ne s'en préoccupe pas, d'ailleurs, attribuant cet événement aux efforts qu'il produit dans ses quintes de toux; ce sang-la, dit-il, vient de la gorge; au demeurant, il n'est pas plus malade que çà, et sans une petite douleur qu'il éprouve parfois au-devant de la poitrine, ou entre les deux épaules, il ne se plaindrait guère.

Si pourtant le médecin est appelé, il peut constater déjà par la percussion sous l'une ou l'autre des deux clavicules, ou en arrière et en haut, un son plus obscur qu'à l'état normal; aux mêmes endroits, la respiration changée dans son rythme présente un prolongement marqué dans le temps de l'expiration; le murmure pulmonaire, si doux ordinairement, et pareil au ronflement léger de l'homme qui sommeille, a un timbre dur, comme rapeux, retentissant dans l'oreille; ça craque un peu dans les vesicules aériennes, comme le bruit que fait sur les charbons ardents une petite pincée de sel que l'on vient d'y projeter.

Soignez-vous, il est grand temps de s'opposer aux progrès du mal ; vous êtes à la première période de la tuberculose pulmonaire, celle que les médecins dans leur langage barbare appellent *période de crudité* ; les tubercules qui ont envahi votre poumon sont à l'état de petits corps durs ou *crus*. Puissiez-vous faire longue halte à cette première étape.

2e Période. — Mais la maladie, après de fréquentes parfois, mais trompeuses apparences de recul poursuit le plus souvent sa marche en avant ; le malaise général, la faiblesse augmentent, les lèvres et les joues encore vermeilles perdent leur coloration, les chairs sont molles, flasques, la peau devient ridée, trop large pour recouvrir la graisse et les muscles qui disparaissent peu à peu ; la toux est plus fréquente, quinteuse, elle provoque souvent le vomissement ; elle prend une grande intensité la nuit et cause l'insomnie. Elle est devenue en même temps plus grasse, et l'expectoration est généralement plus facile. Les crachats ont subi un changement remarquable : de blancs, comme du blanc d'œuf battu, ils sont devenus verdâtres, opaques, striés de lignes jaunes, panachés ; ils ont une forme déchiquetée sur les bords, ou bien la forme arrondie comme une pièce de monnaie.

L'appétit se perd, la soif s'allume, les sueurs nocturnes sont abondantes ; le malade éprouve des frissons alternant avec des accès de fièvre. L'oppression est constante et la voix devient enrouée. En un mot, tous les symptômes ou signes extérieurs de la première période se retrouvent ici, mais doublés d'intensité ; et le médecin constate que la sonorité de la poitrine est encore moins grande qu'il y a quelques mois, dans les parties supérieures du thorax, et que de gros râles résonnent tristement à son oreille, ne lui laissant aucun doute sur la lésion intérieure qu'il redoutait et que ses efforts n'ont pu empêcher de se produire.

Il vous expliquera alors, que vos tubercules qui ont acquis un certain volume et qui étaient restés quelque temps stationnaires sont en train *de se ramollir* ; et que le sommet de votre poumon est le premier à devenir le siège de cette altération.

Il n'y a plus dès lors à en douter, il va se former à la suite de cette masse pulmonaire tuberculisée et expectorée sous forme de véritable pus, des trous plus ou moins vastes ou *cavernes* ;

le malade tuberculeux jusqu'alors va devenir phtisique, le dernier terme de l'affection qui le mine depuis si longtemps déjà ; la phtisie qui, dit Bennet, est une manière de mourir!

VI.

Troisième étape.

Portrait du poitrinaire. — Durée de la maladie Diagnostic. — Pronostic

Dans le cours de cette petite étude sur l'affection la plus commune et la plus grave aussi entre toutes celles qui ont pour siége le réseau bronchique et le tissu du poumon lui-même, j'ai employé presque indifféremment ces deux expressions ; *tuberculose pulmonaire*, *phtisie*, et mes lecteurs en auront déduit peut-être que ces deux mots étaient, selon moi, synonymes, et servaient par conséquent l'un et l'autre à désigner la même situation pathologique. Je veux avertir ceux qui auraient donné à mes paroles cette interprétation, qu'ils se gardent d'une pareille erreur. Si, en effet, dans le langage vulgaire, établir une analogie entre ces deux termes ne constitue pas une hérésie scientifique grave, il est utile cependant que l'on sache bien que dans l'ordre des faits cliniques, ainsi que dans la marche et la gravité de la maladie, il existe des différences importantes entre le phtisique et le tuberculeux. Tous les tuberculeux sont prédisposés à devenir phtisiques, il est vrai, mais tous ne le deviennent pas, quelques-uns ayant pu à la première ou à la deuxième étape s'arrêter sur la pente fatale ; et pour ceux-là, il peut y avoir guérison ; il n'en est pas tout à fait de même pour ceux qui poursuivent jusqu'au bout la route ; je vais le montrer tout à l'heure,

Je donne proprement le nom de *phtisie* à l'état de consomption et de déchéance vitale dans lequel tombe le malade arrivé à la troisième et dernière période de la tuberculose pulmonaire.

Arétée, célèbre médecin de Cappadoce, qui vivait dix siècles avant nous, a peint avec une réalité saisissante le portrait du phtisique : « Son nez, dit-il, est effilé ; les pommettes sont saillantes et leur coloration tranche sur la paleur du reste de la face; l'œil est luisant et bleuâtre, les joues caves, les lèvres rétractées ; le cou parait oblique et gêné dans ses mouvements ; les omoplates ressemblent à des ailes, les côtes deviennent saillantes, les ongles se recourbent. »

Quelques lignes seulement compléteront la description du *poitrinaire*. La fièvre a continué, le pouls fréquent a faibli, les crachats sont purulents et d'une odeur insupportable pour le malade et ceux qui l'entourent ; l'insomnie est de règle ; une sueur visqueuse et fétide recouvre la face et la poitrine ; les digestions sont troublées par les vomissements et des symptômes du scorbut, de muguet se déclarent ; la voix est éteinte et la gorge ulcérée. Enfin, les urines diminuent peu à peu, les mains, les pieds, la face prennent de la bouffissure quelquefois, et le dernier tableau de la scène est généralement une diarrhé rebelle qui vient annoncer aux parents, aux amis, la fin prochaine de l'infortuné poitrinaire.

Le malade meurt en conservant presque toujours son intelligence... et son espoir. Car c'est un fait curieux et constant à peu près, les phtisiques, ruinés par la fièvre et épuisés par l'expectoration, forment encore les plus beaux projets d'avenir, la veille du jour où ils vont descendre au tombeau.

A la vérité, ce malheureux dont on pouvait dire qu'il était mort longtemps avant de rendre le dernier soupir, conserve jusqu'au dernier moment des illusions sur son état, et c'est plutôt dans les légendes émouvantes des poètes que dans la réalité que l'on voit le malade sentant approcher avec terreur l'automne, la saison fatale, avec la chute des feuilles et le départ des dernières hirondelles.

Ne serait-ce point de même, un préjugé ou une erreur que cette opinion tant répandue qui fait des poitrinaires les adorateurs fidèles du petit dieu qui porte flèches et carquois ?

Combien aura duré toute la maladie ?

La phtisie évolue dans des temps bien variables, un an, vingt ans par exemple. Elle produit son œuvre fatale quelquefois en un mois (phtisie galopante). Généralement cependant, une durée de deux ans environ lui est assignée ; suivant que des efforts plus ou moins efficaces auront ralenti sa marche, ou bien au contraire que des conditions favorables à sa progression (sexe féminin — grossesses), se seront présentées, elle va plus ou moins vite.

La mort, du reste dans les formes chroniques, n'est pas toujours le résultat de la consomption, elle peut être la conséquence d'une infiltration laryngée, d'une hémorrhagie pulmonaire, d'une perforation de la plèvre; ou bien elle est amenée par la tuberculisation entéro-péritonéale, ou par des accidents cérébraux tenant à l'hydrocéphalie simple, à la granulose méningée ou à la phtisie tuberculeuse.

Est-il besoin d'être médecin pour faire le *diagnostic* de la phtisie pulmonaire et le portrait que je viens de donner des poitrinaires ne suffit-il pas à faire reconnaître l'affection de ces malheureux, dont on a si bien dépeint les derniers moments en disant d'eux: « ils étaient morts longtemps avant de rendre le dernier soupir.»

La question du *pronostic* était ainsi traîtée par le professeur Jaccoud; il y a une quinzaine d'années.

« La guérison de la phtisie tuberculeuse est extrêmement rare; les chances sont d'autant plus favorables que la maladie est plus récente à ce point qu'il est plus facile assurément de la prévenir que de la guérir.

Néanmoins, lorsque les désordres pulmonaires ne sont pas étendus, je veux dire lorsqu'ils sont limités en un ou deux points circonscrits, lorsqu'ils sont stationnaires, il est permis d'espérer quelque chose, et l'on doit agir avec persévérance, comme si l'on espérait beaucoup.

C'est principalement chez les jeunes gens qui ont eu des accidents de scrofule, que l'espérance est autorisée; les meilleurs signes de guérison sont la cessation de la fièvre, de la toux, de l'expectoration et la restauration du procédé nutritif, démontrée par *l'augmentation persistante et notable du poids du corps...*

Je suis convaincu que la terminaison par la guérison serait moins exceptionnelle si la maladie était plus souvent traitée dès le début, et si l'on n'avait pas prononcé contre elle un arrêt d'incurabilité absolue qui engendre trop souvent le découragement et l'inertie. »

Restons-en là sur les dernières paroles du maître si consolantes et qui dans ce tableau si chargé d'ombres apportent une bienfaisante lumière.

Le temps n'est d'ailleurs plus où l'on condamnait irrévocablement c'est à dire sans essayer de le guérir le malheureux phtisique ; les arrêts de mort prononcés trop souvent à la légère, ne reçoivent pas toujours leur exécution ; témoin Portal, un des plus éminents praticiens de ce siècle, qui condamné à l'âge de 20 ans comme phtisique, se soigna et mourut une quarantaine d'années après.

Aujourd'hui, les efforts de la science et de l'hygiène réunies permettent d'opérer l'arrêt souvent, la guérison quelquefois de la phtisie pulmonaire.

Et l'espérance, cet aliment des âmes, peut revenir aux malheureux qui souffrent. Le seuil de leurs demeures ne portera pas comme le fronton du bagne, ce cimetière des morts à la vie sociale, la terrible inscription : *Lasciate ogni speranza, voi che'ntrate.*

LA PHTISIE PULMONAIRE

TRAITEMENT

La médecine n'est rien, La médication est tout.
TROUSSEAU.

L'exposé complet du traitement de la phtisie pulmonaire m'entrainerait dans des développements considérables que ne comporte pas le cadre de cette petite brochure dénuée de toute prétention scientifique, et simplement destinée à l'éducation populaire.

Il faudrait, après avoir fait l'histoire de ces nombreuses méthodes cuvatives employées par les médecins contre cette grande faucheuse du corps humain, dire les théories sur lesquelles repose chacun des remèdes tour à tour préconisés; enfin aussi ne serait-on pas amené à se prononcer sur la valeur réelle de telle ou telle médication.

Et le moment ne serait-il pas mal choisi, pour fournir un jugement, alors que la lutte se poursuit, active, sur le terrain de la science ; lutte d'où jaillira la lumière.

« Si les progrès des institutions sociales de l'hygiène et de la thérapeutique dans notre grand siècle, n'ont pas encore abouti à restreindre sensiblement le nombre immense des victimes de la phtisie pulmonaire du moins nous avons cessé de piétiner sur place, et nous sommes entrés dans une voie qui nous promet de nous conduire au but. Nous sommes aujourd'hui mieux fixés sur la nature et l'évolution du principe de la tuberculose ; nous sommes convaincus de sa curabilité nous sommes enfin en possession de quelques armes de combat qui, si elles ne nous assurent pas une victoire immédiate et complète nous permettent de nous défendre et d'envisager l'avenir avec espoir et confiance. »

(MARCELLIN CAZEAUX.)

C'est qu'en effet, depuis que la connaissance de la nature parasitaire est bien établie; depuis que Villemin et après lui de nombreux expérimentateurs ont démontré la contagiosité de la tuberculose, et que Koch a découvert l'agent spécifique de cette virulence, la médecine n'a plus qu'un but : arriver par l'emploi des antiseptiques, à stériliser le terrain où évolue le microbe, combattre et supprimer le parasite,

Sortant des moyens simplement palliatifs et des demi-mesures imposées tant qu'on n'eût pas fait la découverte du baccille, la science entreprend aujourd'hui d'apporter le remède au sein même du foyer d'infection parasitaire, et d'atteindre le baccille dans l'organisme.

C'est aussi pour cela que, en face du débordement actuel des médications nouvelles, ayant toutes des prétentions à *l'antimicrobisme*, il serait téméraire de se poser en juge de la question actuelle ; je le répète, attendons : la sentence ne peut tarder à être prononcée.

Mais que le moyen thérapeutique par excellence soit enfin trouvé ; que le véritable anti-baccillaire soit administré au malade par la voie stomacale, par la peau, par le rectum, que le microbe enfin succombe dans cette campagne entreprise contre lui tout ne sera pas obtenu encore.

Vainqueurs dans la lutte offensive, nous ne devrons pas oublier que celui-là est le moins exposé aux attaques de l'ennemi qui est le mieux armé ; améliorer le terrain où pourrait s'installer le microbe, constituera la précaution défensive.

Car, *médication antiparasitaire* et *médication reconstituante*, tels sont nécessairement les deux facteurs d'un traitement rationnel de la tuberculose.

Un autre jour, à une autre place, j'entreprendrai une description détaillée de ce double traitement de la phtisie pulmonaire ; ici, je ne puis que fournir une énumération raccourcie des moyens thérapeutiques employés contre la maladie qui m'occupe. Au surplus, les manifestations si nombreuses de cette affection, le temps depuis lequel elle existe, le sujet qui la porte, sont autant de facteurs différents pour chaque cas, et dont la connaissance importe au médecin pour juger de l'opportunité du remède.

Mais, ce que je veux faire apercevoir, c'est qu'une docilité absolue aux injonctions du docteur, un traitement hâtivement commencé, sont les gages du succès; enfin, la résistance à toutes les promesses de guérison immédiate, par des moyens plus ou moins merveilleux et charlatanesques, doit être dans son intérêt instamment recommandée au patient.

A tous ceux qui toussent depuis quelque temps déjà, sans voir d'amélioration se produire; à ceux que leurs antécédents héréditaires, leur état de santé habituel, leur profession, prédisposent à l'éclosion tuberculeuse, je viens donner ce conseil: Consultez un médecin, et suivez pontuellement son ordonnance.

Obéissez s'il vous dit qu'il vous faut du repos pour réparer vos forces diminuées; souffrez patiemment la teinture d'iode, et les autres moyens de rubéfaction par lesquels il entamera votre peau (vésicatoires, cautères, pointes de feu); apprenez à aimer l'huile de foie de morue, qui malgré ses désagréments pour le nez et pour la bouche, est si bonne pour votre état général; acceptez le fer, le quinquina, l'arsenic, le phosphate de chaux, le tannin, la créosote, qui, selon le cas, vous seront prescrits; ne redoutez pas l'odeur d'œufs pourris, des Eaux-Bonnes, ou celles des Eaux d'Enghien.

Enfin, déplacez-vous, si on vous le conseille, pour aller à la campagne, au Mont-Dore, à Amélie, à Cannes, à Nice, à Alger, au Caire, à Venise.

Mais surtout, ne vous endormez pas dans une trompeuse et fatale sécurité sur la foi de toutes ces réclames, concernant des produits plus ou moins inefficaces, et qui guérissent tout... sur le papier, bien entendu.

Ne vous en rapportez qu'à un médecin expérimenté pour le choix de la préparation qu'il vous faut.

Mais si par les ressources essentiellement médicales et pharmaceutiques, le processus morbifique peut être quelquefois enrayé, *le malade*, suivant l'expression de Petit, *restant assez fort pour survivre à son tubercule*, combien l'hygiène n'est-elle pas efficace aussi contre le développement de la tuberculose, en dirigeant la bonne éducation physique de la première enfance et de la seconde enfance dans les périodes d'évolution parfois si redoutables de 18 à 25 ans chez les garçons, de 12 à 18 ans chez les jeunes filles. Combien aussi les conditions sociales, morales et intellectuelles des sujets, ne pèsent-elles pas dans la balance, car je le répète encore : tout terrain tuberculisable trouve dans les conditions physiologiques mauvaises, l'occasion de se planter du parasite tuberculeux.

Défendons donc les mariages consanguins, ou ceux entre gens à poitrines faibles, comme on dit vulgairement ; soignons par les moyens appropriés les enfants qui présenteraient les symptômes de scrofule et de lymphatisme ; évitons les refroidissements, les fatigues, les excès de toutes sortes ; portons, si nous sommes sujets à nous enrhumer, de la flanelle ; recommandons aux gens qui toussent l'hiver, un régime alimentaire substantiel, gras (sardines à l'huile, huîtres, escargots, beurre, lait, crême, etc.,) viande crue, rôtie ou saignante ; vins généreux et toniques (sang, cognac, vin de Bordeaux, Colombo).

Ne donnons pas aux jeunes gens suspects une profession de boulanger, de forgeron, de mineur, de marin, car selon le professeur Rochard, les pays chauds hâtent l'éclosion de la tuberculose. Enfin, si par hasard nous nous trouvons en contact avec un tuberculeux, rappelons-nous les précautions qui sont recommandées et ainsi formulées par le Conseil d'hygiène publique et de salubrité du département de la Seine:

L'agent le plus actif de transmission de la tuberculose réside dans les crachats.

Ceux-ci ne doivent donc être projetés ni sur le sol, ni les linges, où ils se transforment en poussière dangereuse.

En conséquence, il faudra recommander aux malades de cracher dans des vases contenant de la sciure de bois.

Ces vases seront vidés au moins une fois par jour et lavés à l'eau bouillante.

Leur contenu sera jeté au feu et brulé.

Dans les grandes agglomérations (écoles, ateliers, casernes, hôpitaux) on devra veiller à l'application de ces mesures.

En cas de location d'une chambre garnie longtemps habitée par un phtisique, et surtout en cas de décès, il sera nécessaire de désinfecter au souffre la chambre et la literie.

Les vêtements des phtisiques ne seront utilisés par d'autres personnes qu'après avoir été lessivés ou passés dans une étuve à vapeur.

. . . .

Je termine ce petit exposé de la phtisie pulmonaire; plus tard je l'ai dit, je fournirai un travail détaillé sur son traitement. J'attends pour cela, que la question soit plus encore scientifiquement éclairée.

Je n'ai point eu, dans ce court travail, l'intention de faire de chacun de mes lecteurs un médecin habile pour lui-même et pour les autres, *d'apprendre*, comme disait Piorry, *à la foule à faire du métier.*

Je pense comme le regretté Amédée Latour, que lorsqu'on est malade, on doit faire appeler son médecin. Mais, n'est-ce point aussi rendre service à la pauvre humanité, que de dire à ceux que préoccupe la conservation de ce trésor inestimable, la santé, combien pour le lui ravir, la maladie, ce Protée redoutable, sait revêtir de formes, combiner de plans, inventer de ruses.

J'ai éventé l'ennemi et montré par où la place pouvait être prise.

Mon cri de sentinelle sera-t-il entendu?

Dr G. D.

APPENDICE

La Bronchite chronique

> Elle aimait trop le bal, c'est ce qui l'a tuée.
> V. H.

Mères de famille, écoutez attentivement cette histoire. Elle n'a du roman que la forme, et je vous la rapporte fidèlement telle que je l'ai vue se dérouler sous mes yeux, en ayant été le témoin. Puisse cette histoire n'être celle d'aucun parmi ceux que vous chérissez.

Il avait dix-huit ans ; c'était un fort et beau garçon dans toute l'acception du terme. Haut de taille, musclé comme un hercule, une robuste encolure, une poitrine large et puissante ; figure intelligente, de grands yeux noirs. Une santé de fer était son apanage ; il n'en craignait aucun au travail comme à la table, à la tâche comme au plaisir. Du reste, il avait de qui tenir ; son père un solide vigneron, et sa mère, quelle gaillarde ! La longévité était de tradition dans la famille, son aïeul vivait encore, et l'on ne se rappelait pas, de bien longue date, avoir eu une visite de médecin dans la maison. On le regardait avec admiration passer dans la rue ; les gars du village avaient plus d'une fois éprouvé la vigueur de sa poigne, et plus d'une jolie fille l'enviait discrètement.

Pourtant un jour, une nuit plutôt, le mal s'abattit sur lui ; au sortir du bal, il avait pris *chaud et froid*, et, pour la première fois, sa mère avait dû, pour le réchauffer, lui faire absorber une tasse de tisane de quatre fleurs, additionnée de quelques gouttes de vieux cognac. Un rhume s'étant déclaré, il dut, pendant quelques jours, garder le lit ou le coin de la cheminée, absorbant des litres de boissons émollientes, s'emplissant l'estomac de bonbons pectoraux ou autres, pour faire *cuire* ce rhume, qui suivant la bonne vieille d'à côté, ne voulait pas *se décrocher*.

Mais on s'ennuie vite à ne rien faire, quand on est fort et courageux, et quoique imparfaitement guéri, sous la saison froide et humide, il reprit son pénible labeur des champs, toussant toujours un peu, crachant quelques mucosités filantes, rentrant le soir fatigué. A la saison chaude, tout cela disparaîtrait, c'était sûr ; pourquoi s'inquiéter ? D'ailleurs, une belle affaire qu'un rhume pour un gaillard comme lui ; est-ce qu'on devenait poitrinaire à son âge ? Il n'y en avait jamais eu dans la famille. Et sans souci du mal qui le guettait sourdement, il continua son existence première de travail et de distractions générales.

L'occasion se présenta plusieurs fois pour moi, étant l'ami de la famille, de faire remarquer au jeune homme qu'il eût à se ménager un peu ; j'aurais voulu l'instruire d'une situation dont il ignorait la gravité, et le persuader qu'un rhume si petit qu'il soit en apparence, peut, en se prolongeant pendant de longs mois, tomber *sur la poitrine*, *encrasser les bronches*, former ce qu'on appelle un *catarrhe*.

J'eus le succès de Cassandre ; un catarrhe ! quelle bonne blague ! à soixante ans, oui, mais à dix-neuf !

La suite devait tristement me donner raison, cependant. Au commencement du second hiver, un an peut-être après le premier rhume, j'étais appelé au lit du jeune homme *qui s'en allait*, disait-on, *de la poitrine*, et j'eus peine à reconnaître dans ce malheureux, pâle, décharné, aux yeux excavés, à la respiration râlante et douloureuse, celui que mes conseils mieux suivis auraient quelques mois auparavant, rendu à la santé. Il ne souffrait guère, cependant, étant très affaibli ; mais une toux fréquente, grasse, le faisait expectorer une quantité de crachats épais, verdâtres, à odeur fade ; le moindre mouvement l'essoufflait, il fallait l'aider pour lui permettre de quitter le lit pour le fauteuil ; sans appétit, il avait parfois des vomissements après les repas, de la diarrhée ; des sueurs profuses inondaient sa couche pendant la nuit, sans sommeil. D'une voix presque éteinte, il me demanda s'il était *poitrinaire*.

Infructueusement hélas ! j'essayai de remédier à une situation trop compromise ; à mon intervention vaine succéda celle bien nuisible des empiriques, spécialistes, somnambules, etc.

Tout cela jusqu'à la chute des feuilles..... Heureusement, il n'en est pas toujours de même, et un traitement bien dirigé et scrupuleusement suivi, peut avoir quelque efficacité, au point de vue de l'amélioration du moins, de cette maladie dont je viens d'esquisser la description : *La bronchite chronique, quatrième et dernière étape du rhume négligé.*

TRAITEMENT

La *bronchite chronique* n'est pas à proprement parler curable, mais la science n'est pas cependamt désarmée en face des désordres que cause dans l'organisme, *le rhume négligé*, à sa *quatrième et dernière étape.* Comme les indications du traitement sont excessivement variables, (les symptômes présentés par chaque malade variant aussi à l'infini), il est rationnel de penser que la thérapeutique et l'hygiène ont mis en œuvre contre le *catarrhe pulmonaire*, tout un arsenal d'engins et d'armes appropriés. De plus, en raison de la fréquence extrême de ce *gros rhume*, il n'est pas de maladie qui ait autant excité la sagacité inventive des médecins et pharmaciens. Liqueurs de toutes sortes sirops de toute espèce, bonbons de toutes couleurs, capsules de toute grosseur, sont des médicaments journellement présentés au public, chacun s'offrant avec plus d'autorité et de sûreté d'action, que tout autre quel qu'il soit. Je dépasserais de beaucoup les limites qui me sont assignées, si je faisais même une courte énumération de tous ces remèdes ; je me bornerai à l'exposé des soins que réclame le malade atteint de *bronchite chronique humide*, ou *catarrhe pituiteux*, (*bronchorrhée)* ce qui est le cas le plus fréquent. Je diviserai en deux parties le champ dans lequel se meut l'intervention du médecin ; est-il utile de dire que c'est toujours lui qui doit être guide et directeur ?

Traitement médical. — L'expérience apprend que dans le cas de catarrhe humide, les premiers et petits moyens sont de quelque utilité ; tisane d'hysope, de lierre terrestre, de lichen, de fucus, de bourgeons de sapin (10 à 20 grammes pour un litre d'eau). Le malade prendra dans la journée quelques pastilles d'ipéca ou de kermès si l'expectoration est difficile ; il boira trois ou quatre cuillerées d'un sirop pectoral ou balsamique, tolu. Il fumera quelques cigarettes au goudron.

Plusieurs fois par semaine, il sera utile d'irriter la peau au moyen de frictions sèches et aromatiques ; ou si l'on veut exercer une action plus énergique, on fera sur le devant de la poitrine une application de quelques gouttes d'huile de croton, on y collera un emplâtre de thapsia ou de poix de Bourgogne, ou même un vésicatoire volant. Teinture d'iode en badigeonnages.

L'affaiblissement qui s'empare du malade sera combattu par les ferrugineux, le quinquina, l'huile de foie de morue, etc.

Un médicament qui paraît jusqu'à l'heure actuelle, être le plus efficace dans toutes ces affections catarrhales des voies respiratoires, est *la créosote.*

Enfin, dans certains cas, dont le médecin seul est juge, les arsenicaux et les eaux sulfureuses amènent de bons résultats.

Traitement hygiénique. — Le malade atteint de bronchite chronique, doit avec le plus grand soin, éviter le froid, l'humidité, les brouillards. Il portera de la flanelle, et évitera la course, le chant, les exercices violents ; en un mot tout ce qui peut faire transpirer le corps ou donner aux poumons une suractivité nuisible. Promenade le midi, au soleil. Régime gras, viandes rôties et grillées, lait, beurre, crême, huile, huitres, escargots ; vin vieux étendu d'eau de goudron.

Enfin, si cela est possible, séjour dans le Midi, à Cannes, Nice, Menton, etc.

Dans ces conditions la bronchite chronique offre encore pour celui qui la porte des chances d'amélioration, à la condition expresse toutefois qu'un médecin expérimenté, et non, comme il arrive trop souvent, quelque sorcier ou empirique, donne ses soins au malade.

Dr G. D.

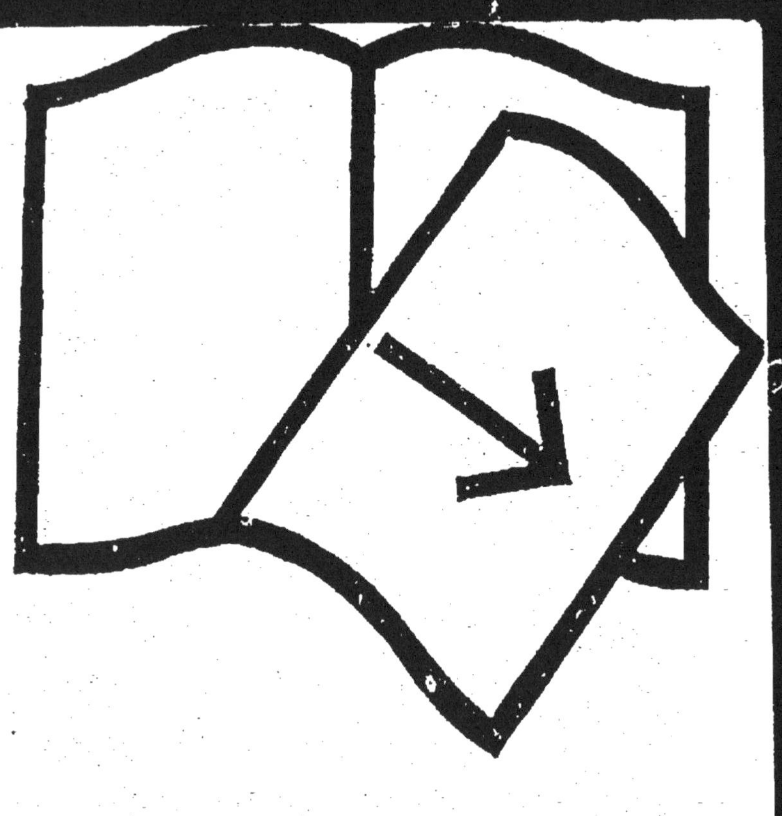

Documents manquants (pages, cahiers...)

NF Z 43-120-13

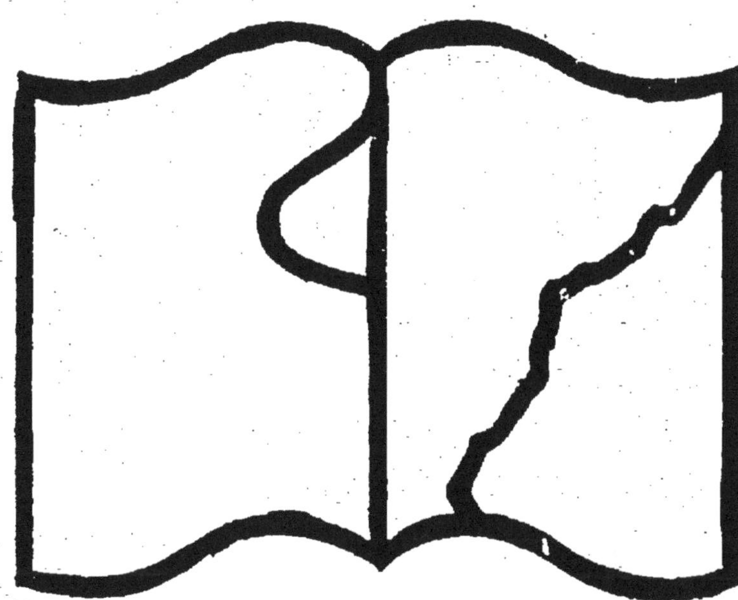

Texte détérioré — reliure défectueuse

NF Z 43-120-11

www.ingramcontent.com/pod-product-compliance
Ingram Content Group UK Ltd.
Pitfield, Milton Keynes, MK11 3LW, UK
UKHW012259240726
13966UKWH00004B/1507